# SOMATISKA ÖVNINGAR FÖR NYBÖRJARE

En guide för att lindra stress, ångest, kroppssmärta och spänningar

## Vid

**Lyndon S. Vergara**

# UPPHOVSRÄTT

# INNEHÅLLSFÖRTECKNING

# INFÖRANDET

## Översikt över somatiska övningar

Somatiska övningar är utformade för att hjälpa dig att bli mer medveten om din kropps känslor, spänningar och stress. Dessa övningar tjänar till att lindra fysisk och känslomässig stress genom att röra sig med uppmärksam uppmärksamhet, vilket resulterar i ökad mental klarhet och avslappning. De främjar kroppens inneboende läkningsmekanismer, vilket resulterar i en starkare koppling mellan kropp och själ. Den här boken kommer att hjälpa läsarna att förstå hur mjuka, fokuserade rörelser kan minska ångest, kronisk smärta och främja inre lugn.

Somatiska övningar är lämpliga för nybörjare eftersom de inte kräver styrka eller flexibilitet och istället betonar enkla, fokuserade rörelser. Konsekvent träning under 14 dagar kommer inte bara att resultera i fysisk lindring, utan också förbättrad känslomässig motståndskraft och allmänt välbefinnande. Oavsett om du vill minska daglig stress eller återhämta dig från trauma ger somatiska övningar en enkel och effektiv väg till läkning och avslappning.

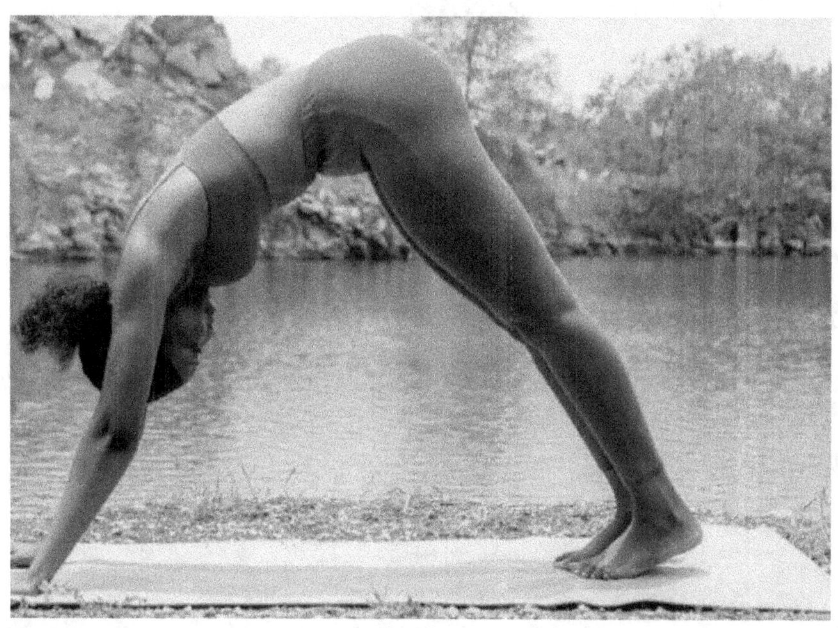

# KAPITEL 1: ATT FÖRSTÅ SAMBANDET MELLAN KROPP OCH SJÄL

## Kroppsmedvetenhet

Kroppsmedvetenhet är utgångspunkten för somatisk träning. Det hänvisar till förmågan att aktivt lägga märke till din kropps känslor, rörelser och spänningsnivåer. Som en början i somatiska aktiviteter kan du genom att få kroppslig medvetenhet förstå hur känslor och stress uttrycks fysiologiskt, t.ex. spända muskler, ytlig andning eller kroniskt obehag. Tanken är att lära sig att lyssna på sin kropp genom direkta, upplevda upplevelser snarare än bara intellektuell förståelse.

När du först börjar kan du upptäcka att du är avskild från din kropp och fokuserar för mycket på externa frågor som arbete eller mentala bekymmer. Somatiska övningar försöker föra dig tillbaka till det nuvarande ögonblicket, så att du kan känna och tolka din kropps signaler. Med denna medvetenhet kan du ta itu med spänningsområden, släppa känslor som lagrats i musklerna och återfå en känsla av lugn och balans.

### *Hur man odlar kroppsmedvetenhet*

### 1. Medveten andning:

Att koncentrera sig på din andning är ett enkelt sätt att komma igång. Var uppmärksam på hur din kropp rör sig vid varje andetag och utandning. Känn hur bröstet höjs och sänks, hur magen stelnar och hur andningen rör sig genom näsan. Denna uppmärksamma andning hjälper dig att stanna i nuet och lyssna på subtila kroppsliga förnimmelser.

### 2. Kroppsskanning:

Detta tillvägagångssätt innebär att du mentalt skannar hela din kropp, från topp till tå. Börja med att sitta eller ligga ner bekvämt. Överför långsamt ditt fokus till olika delar av din kropp – ditt huvud, axlar, bröst, armar, rygg och ben – och notera alla känslor som kommer. Är dina muskler stela, har ont eller är obekväma? Kroppsskanning hjälper dig att bli bekant med var din kropp ackumulerar spänningar, vilket är viktigt för somatisk frigörelse.

### 3. Jordning Övningar:

Jordning förbinder dig med jorden och dina nuvarande kroppsliga känslor. Prova att stå axelbrett isär. Flytta försiktigt din vikt från en fot till en annan, var uppmärksam på hur din kropp reagerar. Koncentrera dig på känslan av att dina fötter kommer i kontakt med marken. Jordning främjar stabilitet och kunskap om kroppens jämvikt, vilket är viktigt för att känna sig jordad.

### 4. Spänning kontra avslappning:

Många nybörjare vet inte hur mycket spänning de bär på förrän de aktivt slappnar av. Försök att spänna och sedan släppa olika muskelgrupper, till exempel dina axlar, händer eller käke. Du kanske märker hur din kropp upprätthåller spänningar. Att lära sig att skilja mellan dessa humör lär dig hur du aktivt slappnar av i stressiga situationer.

## *Varför kroppsmedvetenhet är viktigt*

Kroppen kommunicerar ofta det som sinnet saknar. När du lär dig att känna igen känslor och spänningsmönster kan du börja observera hur din kropp reagerar på känslor som oro, ilska och sorg. Stress kan till exempel leda till ytlig andning eller knutna nävar. Övningar i kroppsmedvetenhet hjälper dig att släppa dessa kroppsliga reaktioner, vilket resulterar i känslomässig och mental avslappning.

Med tiden kan ökad kroppsmedvetenhet hjälpa dig att hantera smärta, ångest och andra störningar genom att ge insikter om deras fysiska orsaker. Somatiska övningar integrerar sinnet och kroppen, vilket gör att du kan reagera på livet med större lätthet och mindfulness snarare än att omedvetet reagera på stress.

# Andningstekniker

Andningstekniker är viktiga i somatiska övningar eftersom de reglerar nervsystemet, slappnar av i sinnet och ökar kroppsmedvetenheten. Att lära sig att kontrollera och fördjupa andningen är ett bra sätt att lindra stress, hitta känslomässig balans och slappna av i kroppen.

## *Hur andningen påverkar kroppen*

När vi är stressade eller oroliga blir vår andning ytlig och snabb, vilket gör att kroppen förblir i "kamp eller flykt"-läge. Ytlig andning kan förvärra känslor av panik eller ångest. Djup, eftertänksam andning, å andra sidan, signalerar till din kropp att slappna av genom att aktivera det parasympatiska nervsystemet, kroppens "vila och smälta"-läge. Detta minskar din puls, slappnar av i dina muskler och ger en känsla av lugn.

I somatiska övningar används andningen inte bara som en fysisk handling, utan också som ett verktyg för att koppla ihop sinnet och kroppen. Det håller dig i nuet, vilket gör att du kan känna dig mer i kontakt med dina rörelser och förnimmelser.

## *Andningstekniker för nybörjare*

1. **Diafragmatisk andning (magandning):**

Denna grundläggande teknik engagerar diafragman i stället för ytlig bröstandning, vilket möjliggör ett djupare syreintag. Så här övar du:

- Sitt eller ligg i en bekväm ställning. Placera ena handen på bröstet och den andra på magen.
- Andas djupt genom näsan och räkna till fyra.
- Känn hur magen reser sig (bröstet ska vara ganska stilla).
- Andas mjukt genom läpparna och räkna till fyra gånger och observera hur magen sjunker.
- Fortsätt i 5-10 minuter och koncentrera dig på magens upp- och nedgång.

**Fördelar:** Diafragmatisk andning minskar spänningar, ökar syretillförseln till musklerna och uppmuntrar till avslappning.

## 2. Box andning (4-4-4-4 andning):

Denna teknik hjälper till att reglera andningen och är särskilt användbar under stressiga stunder.

- Andas djupt genom näsan och räkna till 4.
- Håll andan i 4 räkningar.
- Andas helt genom munnen och räkna till fyra.
- Håll andan igen och räkna till fyra.
- Upprepa denna cykel fyra eller fem gånger.

**Fördelar:** Box breathing balanserar nervsystemet, minskar ångest och ger mentalt fokus.

## 3. Andning med förlängd utandning:

Denna metod betonar utandning, vilket signalerar till din kropp att det är säkert att slappna av.

- Börja med att andas långsamt genom näsan och räkna till 3.
- Andas ännu långsammare genom munnen och räkna till 6.
- Målet är att din utandning ska vara dubbelt så lång som din inandning.

**Fördelar:** Denna övning lugnar nervsystemet på djupet och är särskilt effektiv för att lindra ångest och stress.

### 4. Medvetenhet om andningen:

Det är inte alla andningstekniker som kräver aktiv kontroll. Ibland räcker det med att bli medveten om sitt naturliga andningsmönster som själva övningen.

- Sitt bekvämt och blunda.
- Fokusera på ditt andetag utan att försöka ändra det. Lägg märke till var du känner andningen starkast, kanske i näsan, halsen eller bröstet.
- Observera eventuella förnimmelser, spänningar eller lätthet i kroppen när du andas. Denna enkla medvetenhet bygger en koppling till din andning och hjälper dig att hålla dig jordad i ögonblicket.

*Vad man ska göra under träningsperioder*

- Börja med andningen: Börja varje träningspass med några minuters medveten andning för att lugna ditt sinne och din kropp. Detta förbereder dig för att röra dig mer avsiktligt.

10

- Länka andetag till rörelse: För varje rörelse, länka den till ditt andetag. Andas till exempel in när du förbereder dig för en rörelse och andas ut när du slutför den. Detta skapar en flödande rytm som gör dina övningar mer medvetna och effektiva.

- Justera andningen för avslappning eller energi: Om du känner dig spänd under en övning kan du fokusera på längre utandningar för att hjälpa till att släppa spänningar. Om du behöver mer energi kan du fokusera på djupa, jämna inandningar.


## Varför andningstekniker är viktiga

Andningskontroll är mer än bara fysisk prestation; Det handlar också om att reglera ditt känslomässiga och mentala tillstånd. Somatiska övningar är oupplösligt kopplade till andningen eftersom den fungerar som länken mellan sinnet och kroppen. Att behärska dessa andningstekniker hjälper dig att minska stress, förbättra den mentala klarheten och stärka din koppling till din kropp.

Att lära sig att andas med avsikt är en användbar teknik för att hantera både dagliga bekymmer och mer extrema känslor. Återvänd till dessa tekniker ofta när du fortsätter genom din 14-dagars somatiska träningsresa; De kommer att berika din träning och maximera fördelarna med varje rörelse du gör.

# KAPITEL 2: JORDNINGSTEKNIKER

## Enkla jordnära ställningar

Jordningstekniker är viktiga i somatiska aktiviteter eftersom de återkopplar dig till din kropp, vilket gör att du kan känna dig mer säker och närvarande. Enkla jordnära ställningar är idealiska för nybörjare eftersom de betonar kopplingen mellan din kropp och jorden, vilket främjar en känsla av lugn och balans.

Idén med jordning är att vara helt närvarande i din kropp och i stunden. När vi är stressade eller nervösa tenderar vi att känna oss frånkopplade, antingen förlorade i våra tankar eller överväldigade av känslor. Jordnära ställningar låter dig återvända till din kropp, vilket ger en verklig teknik för att hantera stress och återfå mental klarhet.

*Viktiga jordnära ställningar för nybörjare*

### 1. Bergsställning (Tadasana):

Denna stående ställning är enkel men kraftfull, eftersom den hjälper dig att känna dig balanserad och centrerad.

- **Hur man tränar: Stå** med fötterna ungefär höftbrett isär och armarna avslappnade vid sidorna. Placera din vikt jämnt på båda fötterna. Tänk på ett snöre som drar upp hjässan och sträcker ut ryggraden. Sätt fötterna stadigt i marken samtidigt som du håller överkroppen lätt.
- **Varför det fungerar:** Bergsläget främjar stabilitet och närvaro. Det hjälper dig att känna dig jordad och anpassad, särskilt under tider av ångest.

### 2. Sittande jordningsställning (Sukhasana):

Att sitta på marken med benen i kors hjälper till att skapa en stark koppling till jorden, vilket främjar lugn och avkoppling.

- **Hur man tränar: Placera** dig själv sittande med benen i kors på ett mjukt underlag, till exempel en yogamatta. Placera händerna på knäna med handflatorna vända nedåt. Blunda och koncentrera dig på andningen. Känn din kropp vila mot golvet medan ryggraden förlängs uppåt.
- **Varför det fungerar:** Den här ställningen är utmärkt för att skapa medvetenhet om den nedre halvan av kroppen, förankra dig i marken och lugna ditt sinne.

### 3. Framåtfällning (Uttanasana):

Denna enkla böjningsställning grundar dig genom fysisk känsla och är perfekt för att släppa spänningar.

- **Så här övar du: Placera** fötterna höftbrett isär. Vik dig långsamt framåt från höfterna och låt armarna och huvudet hänga mot marken. Behåll en lätt böjning i knäna för att bevara nedre delen av ryggen. Koncentrera dig på sträckningen i dina hamstrings och den lilla dragningen från gravitationen.
- **Varför det fungerar:** Framåtveck sträcker inte bara ut kroppen, utan de riktar också din uppmärksamhet nedåt, vilket kan ha en avslappnande, jordnära inverkan.

### 4. Barnets ställning (Balasana):

Denna mjuka, vilande ställning ger komfort och en känsla av skydd samtidigt som den jordar din kropp.

- **Hur man tränar:** Börja på alla fyra och sänk sedan långsamt höfterna bakåt mot hälarna samtidigt som du sträcker ut armarna framför dig eller vilar dem vid sidorna. Låt pannan röra vid jorden. Koncentrera dig på djup, stadig andning.
- **Varför det fungerar:** Child's Pose får dig att känna dig stödd och bekväm, vilket är viktigt för jordning. Det låter dig ansluta till marken och återställa kontrollen.

### 5. Trädställning (Vrksasana):

Tree pose hjälper dig att hitta balans och stabilitet, både fysiskt och mentalt.

- **Så här övar du: Stå** med båda fötterna ihop. Flytta din vikt till en fot och lyft gradvis den andra, placera den mot insidan av vaden eller låret (undvik knäet). För händerna mot bröstet eller sträck dem över huvudet. Behåll balansen genom att fokusera på en specifik plats.
- **Varför det fungerar:** Trädets position förbättrar din balans och uppmärksamhet. Det involverar koncentration, vilket för dig ut ur dina tankar och in i det nuvarande ögonblicket.

*Hur du införlivar jordnära ställningar i din rutin*

För nybörjare som du är det viktigt att vara konsekvent. Börja med att göra jordande ställningar i 5-10 minuter per dag. Du kan införliva dem i din morgonrutin för att skapa en lugn ton för dagen, eller använda dem för att ta en paus under stressiga tider. Var uppmärksam på hur dessa ställningar får dig att må fysiskt och psykiskt. Känner du dig närmare kroppen? Stabilare eller lugnare?

# Snabba andningsövningar för jordning

Jordningsövningar med snabb andning är ett effektivt sätt att lugna sinnet och kroppen, särskilt under stressiga eller överväldigande situationer. Dessa övningar hjälper nybörjare att känna sig mer jordade och närvarande i sin kropp genom att fokusera på andningskontroll. Andningen har en direkt effekt på nervsystemet, så du kan använda dessa tekniker för att snabbt lugna sinnet och lindra fysisk belastning.

Att jorda sig med andningen är att använda vissa andningsmönster för att orientera sig i det nuvarande ögonblicket och koppla ihop din medvetenhet med din kropp. Här är några enkla, nybörjarvänliga andningstekniker som hjälper dig att jorda dig på bara några minuter.

*Snabba andningsövningar för nybörjare*

1. 5-5-5 andningsteknik: Denna enkla teknik hjälper till att lugna nervsystemet genom att förlänga både inandning och utandning lika mycket, vilket främjar avslappning och jordning.

**Så här övar du:**

- Sitt eller stå bekvämt med fötterna jordade på golvet.

- Andas in djupt genom näsan och räkna till 5.

- Försök att hålla andan och räkna till 5.

- Andas ut långsamt genom munnen och räkna till 5.

- Upprepa denna cykel i 2-3 minuter och fokusera på hur din andning känns när den kommer in och ut ur kroppen.

**Varför det fungerar:** Den här metoden ger balans i din andning och hjälper till att stabilisera ditt sinne och din kropp i stunder av stress eller ångest.

## 2. 4-7-8 Andningsteknik:

Detta andningsmönster hjälper inte bara till med avslappning utan signalerar också till kroppen att gå in i ett vilsamt tillstånd.

**Så här övar du:**

- Andas in djupt genom näsan i 4 räkningar.
- Håll andan i 7 räkningar.
- Andas ut långsamt och fullständigt genom munnen i 8 räkningar.
- Upprepa denna cykel minst 4 gånger.

**Varför det fungerar:** Den förlängda utandningen aktiverar det parasympatiska nervsystemet, lugnar din kropp och jordar dig i ögonblicket. Denna övning är särskilt effektiv om du känner dig orolig eller rastlös.

## 3. Jordande andetag med räkning:

Den här övningen är utmärkt för nybörjare eftersom den lägger till ett mentalt fokus – räkning – vilket kan hjälpa dig att vara närvarande och undvika mentala distraktioner.

**Så här övar du:**

- Sitt eller stå i en avslappnad position.
- Andas in djupt och räkna "1" i ditt sinne.
- Andas ut helt och räkna "2".
- Andas in igen och räkna "3" och andas ut med "4".
- Fortsätt att räkna varje andetag och sikta på 10 fullständiga andetag.
- Om dina tankar vandrar, för försiktigt tillbaka din uppmärksamhet till din andning och räkningen.

**Varför det fungerar:** Att räkna håller dig fokuserad på nuet, vilket hjälper dig att ställa in dig på din kropps känslor och känna dig mer jordad.

## 4. Lika andning (Sama Vritti):

Denna yogabaserade andningsteknik fokuserar på att göra inandning och utandning lika, vilket främjar balans och lugn.

**Så här övar du:**

- Andas in långsamt genom näsan i 4 räkningar.
- Andas ut genom näsan i 4 räkningar.
- När du gör framsteg kan du öka längden till 5 eller 6 räkningar för varje andetag.
- Fortsätt detta mönster i 5-10 minuter.

**Varför det fungerar:** Jämn andning balanserar nervsystemet och hjälper till att få sinnet i linje med kroppen, vilket gör det lättare att hålla sig jordad under utmanande situationer.

## 5. 3-delat andetag (Dirga Pranayama):

Denna teknik utökar din andningskapacitet och gör dig fullt medveten om din andningsprocess.

**Så här övar du:**

- Sitt bekvämt och lägg en hand på magen och en hand på bröstet.
- Andas in djupt, fyll först magen, sedan bröstet och slutligen de övre lungorna.
- Andas ut långsamt, vänd på processen – töm först de övre lungorna, sedan bröstkorgen och slutligen magen.

- Fortsätt med detta rytmiska andetag i 5 minuter och fokusera på den vågliknande rörelsen av ditt andetag genom kroppen.

**Varför det fungerar**: Denna andningsteknik grundar dig genom att göra dig fullt medveten om luftflödet genom kroppen, vilket fördjupar din koppling mellan kropp och själ.

## *Vad du ska fokusera på under jordnära andningsövningar*

- **Öva kroppsmedvetenhet:** genom att vara uppmärksam på hur olika delar av din kropp känns när du andas. Är det någon belastning i axlar, rygg eller käke? Koncentrera dig på att släppa spänningen vid varje inandning.
- **Miljö:** Var uppmärksam på din omgivning. Känn dina fötter på golvet, ta in ljuden runt omkring dig och till och med luftens temperatur. Denna yttre medvetenhet hjälper dig att hålla dig jordad i det nuvarande ögonblicket.
- **Känsla av andetag:** Koncentrera dig på känslan av andningen som kommer in och ut ur din kropp. Är inandningen kylig och utandningen varm? Detta fokuserade fokus hjälper till att ta dig ut ur ett rusande sinne och jorda dig i din kropp.

## *Varför andningsjordningsövningar är viktiga*

Jordnära andningsövningar är användbara eftersom de kan göras när som helst och från vilken plats som helst. Oavsett om du sitter på jobbet, står i kö eller vilar i sängen, hjälper dessa strategier dig att omedelbart centrera dig själv och återställa kroppens stressrespons. För nybörjare är konsekvens viktigt. Även bara några minuters grundande andningsövning per dag hjälper dig att förbättra din förmåga att förbli lugn och centrerad i stressiga situationer.

När du stärker din koppling till din andning kommer du att märka en betydande ökning av din mentala och fysiska motståndskraft. Jordnära andningsövningar är ett enkelt men effektivt sätt att hantera stress, ångest och spänningar.

Jordnära ställningar hjälper dig gradvis att bygga upp en högre nivå av kroppsmedvetenhet, vilket är viktigt för somatiska övningar. Ju mer jordad och närvarande du känner dig, desto lättare är det att hantera stress, ångest och känslomässig turbulens.

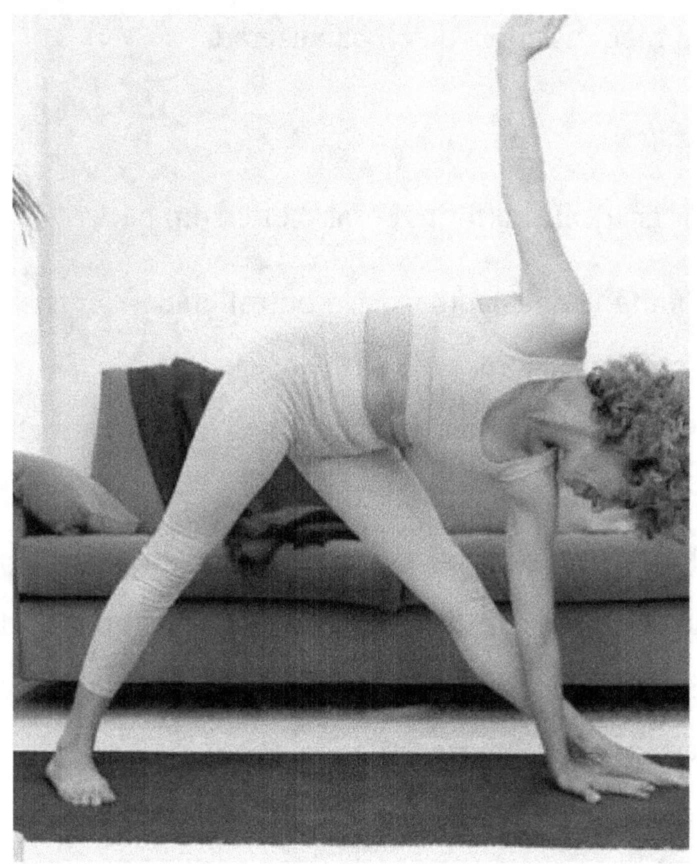

# KAPITEL 3: ATT SLÄPPA SPÄNNINGAR GENOM RÖRELSE

## Mjuka sträckningar

Stretching är ett enkelt men effektivt sätt att minska spänningar, öka flexibiliteten och öka den allmänna hälsan. Mjuka stretchövningar är mycket fördelaktiga för nybörjare eftersom de är enkla att utföra och inte kräver mycket träning eller utrustning. I det här avsnittet kommer vi att titta på en mängd milda stretchövningar som kan hjälpa dig att komma in i en vana och känna dig mer avslappnad och balanserad.

### *Varför mjuka stretchövningar?*

Mjuka stretchövningar är idealiska för nybörjare eftersom de:

- Främja avslappning: Långsamma och kontrollerade rörelser hjälper till att lugna nervsystemet och minska stress.

- Förbättra flexibiliteten: Regelbunden stretching kan förbättra ditt rörelseomfång och flexibilitet utan att anstränga dina muskler.

- Förebygg skador: Mjuka sträckningar värmer upp dina muskler och förbereder dem för mer ansträngande aktiviteter, vilket minskar risken för skador.

- Lindra spänningar: De riktar in sig på områden där spänningar vanligtvis ackumuleras, såsom nacke, axlar och rygg.

### *Grundläggande principer för skonsam stretching*

- Värm upp först: Börja alltid med en kort uppvärmning för att få igång blodcirkulationen. Det kan vara några minuters lätt aktivitet som promenader eller mjuka rörelser.

- Andas djupt: Djup, stadig andning hjälper din kropp att slappna av och gör att du kan sträcka dig mer effektivt.

- Rör dig långsamt: Undvik studsande eller ryckiga rörelser. Sträck ut långsamt och håll varje position för att ge dina muskler tid att anpassa sig.

- Lyssna på din kropp: Sträck dig till den punkt där du känner lätt obehag, inte smärta. Om en stretching känns för intensiv, ta det lugnare lite.

## *Mjuka stretchövningar för nybörjare*

Här är några enkla stretchövningar som du kan börja med. Sikta på att hålla varje sträckning i cirka 20-30 sekunder och upprepa 2-3 gånger.

**1. Sträckning av nacken:**

- Sitt eller stå rakt upp med avslappnade axlar.

- Luta långsamt huvudet mot din högra axel och känn en mild sträckning längs vänster sida av nacken.

- Håll sträckningen, återgå sedan långsamt till startpositionen och upprepa på vänster sida.

**2. Sträckning av axlarna:**

- Sträck ut din högra arm rakt ut framför dig.

- Använd din vänstra hand för att försiktigt dra din högra arm över bröstet.

- Håll sträckningen och byt sedan arm.

**3. Sträckning av bröstet:**

- Stå med fötterna axelbrett isär och händerna knäppta bakom ryggen.

❖ Lyft försiktigt armarna och öppna bröstet och pressa ihop skulderbladen.

❖ Håll sträckningen medan du andas djupt.

### 4. Sträckning av övre delen av ryggen:

❖ Sitt eller stå med fötterna höftbrett isär.

❖ Fläta ihop fingrarna och sträck ut dem framför dig, runda övre delen av ryggen.

❖ Håll sträckningen och känn sträckningen mellan skulderbladen.

### 5. Sträckning av hamstring:

❖ Sitt på golvet med ena benet utsträckt och det andra benet böjt med fotsulan mot insidan av låret.

❖ Sträck dig mot det utsträckta benet och håll ryggen rak.

❖ Håll sträckningen och byt sedan ben.

### 6. Sträckning av vaden:

❖ Stå vänd mot en vägg med händerna tryckta mot den.

❖ Ta ett steg bakåt och tryck ner hälen i golvet.

❖ Håll sträckningen och byt sedan ben.

### 7. Sträckning av höftböjare:

❖ Knäböj på höger knä med vänster fot framför dig och skapa en 90-graders vinkel med båda benen.

❖ Tryck försiktigt höfterna framåt samtidigt som du håller ryggen rak.

❖ Håll sträckningen och byt sedan sida.

# Spänningsfrigöring genom flöde

Yoga och somatiska övningar lyfter ofta fram begreppet flow, en mjuk, kontinuerlig rörelse som kopplar samman olika ställningar eller rörelser. Att förstå och anta detta koncept kan hjälpa nybörjare att förbättra sin förmåga att släppa spänningar och odla en känsla av lugn i både kropp och sinne. Flödesbaserade aktiviteter innebär en sömlös övergång från en ställning till en annan, vilket resulterar i en rytm som inte bara slappnar av i nervsystemet utan också förbättrar flexibiliteten och koordinationen.

*Fördelarna med flödesbaserade rörelser*

1. Förbättrad medvetenhet: Flödesbaserade övningar främjar mindfulness och medvetenhet i stunden. När du går igenom en sekvens blir du mer medveten om din kropps förnimmelser, tankar och känslor, vilket leder till ökad självkännedom och en större förståelse för din fysiska och mentala hälsa.

2. Stressreducering: Vätskerörelser stimulerar det parasympatiska nervsystemet, som ansvarar för avslappning och läkning. Denna aktivering hämmar stressreaktionen, sänker kortisolnivåerna och uppmuntrar till lugn.

3. Förbättrad flexibilitet: Enkla förändringar mellan ställningar hjälper till att gradvis sträcka ut och förlänga musklerna. Med tiden leder detta till förbättrad flexibilitet och minskad muskelstelhet, vilket kan hjälpa till med kronisk spänning och obehag.

4. Ökad styrka och stabilitet: Flödesbaserade övningar kräver koordination av flera muskelgrupper, vilket förbättrar den totala styrkan och stabiliteten. Detta balanserade engagemang hjälper till att undvika skador och främjar funktionella rörelsemönster.

*Komma igång med flödesbaserade metoder*

- Hitta din rytm: Börja med att fokusera på din andning. Andas in och andas ut djupt och låt andningen styra dina rörelser. Varje inandning kan resultera i en expansion eller öppning, medan varje utandning kan orsaka en frigöring eller förträngning. Det rytmiska förhållandet mellan andning och rörelse fungerar som grunden för flödesbaserade tekniker.

- Börja med enkla sekvenser: För nybörjare är det viktigt att börja med grundläggande sekvenser som är lätta att följa. En vanlig sekvens till att börja med är solhälsningen, en serie ställningar som flyter ihop smidigt:

❖ Mountain Pose (Tadasana): Stå upprätt med fötterna höftbrett isär och armarna längs sidorna. Slipa genom fötterna och engagera din core.

❖ Framåtfällning (Uttanasana): Vik höfterna och vik dig framåt, så att huvudet och nacken kan slappna av. Böj knäna något om det behövs.

❖ Halvvägs lyft (Ardha Uttanasana): Lyft överkroppen halvvägs upp, med händerna på skenbenen eller låren, och förläng ryggraden.

❖ Plankställning (Phalakasana): Gå tillbaka till en plankposition och håll kroppen i en rak linje från huvud till hälar.

❖ Chaturanga Dandasana: Sänk kroppen halvvägs och håll armbågarna nära revbenen.

❖ Uppåtvänd hund (Urdhva Mukha Svanasana): Tryck genom händerna för att lyfta bröstet och höfterna, öppna hjärtat och sträck ut framkroppen.

❖ Nedåtvänd hund (Adho Mukha Svanasana): Lyft höfterna uppåt och bakåt och bilda en inverterad V-form med kroppen. Pressa hälarna mot golvet och sära på fingrarna.

- Återgå till bergsställningen: Återvänd gradvis till bergsställningen, jorda dig själv och förbered dig för nästa runda.

- Fokusera på smidiga övergångar: När du går igenom sekvensen ska du fokusera på övergångarna mellan varje ställning. Istället för att skynda eller rycka, gå för ett långsamt, flytande flöde. Föreställ dig att dina rörelser är som en mjuk våg som flyter från en ställning till en annan.

- Lyssna på din kropp: Flödesbaserade övningar bör komma naturligt och utan ansträngning. Var uppmärksam på din kropps signaler och ändra dina handlingar därefter. Om du upplever obehag eller ansträngning, slappna av och ändra ställning. Det är viktigt att behålla en känsla av avkoppling och komfort under hela träningen.

- Inkorporera andningsmedvetenhet: Din andning är din primära guide i flödesbaserade övningar. Synkronisera dina rörelser med din andning för att upprätthålla en stadig rytm och fördjupa din känsla av avslappning. Använd andningen för att vägleda dig i varje ställning och för att underlätta smidiga övergångar.

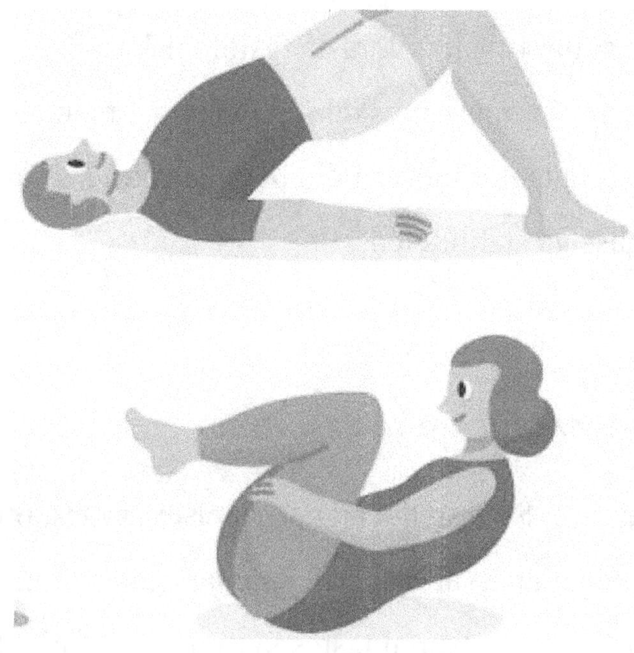

# KAPITEL 4: EMOTIONELL REGLERING

## Rörelser för att minska stress

Stress är en naturlig reaktion på upplevda faror eller förväntningar som kan manifestera sig fysiskt och känslomässigt. När stress används med måtta kan den vara både motiverande och anpassningsbar. Långvarig eller överdriven stress kan dock orsaka en mängd olika hälsoproblem, inklusive ångest, depression och fysiska sjukdomar som högt blodtryck och matsmältningsstörningar. Effektiv stresshantering är avgörande för att bevara känslomässigt och fysiskt välbefinnande.

Stressreducerande rörelser syftar till att mildra de fysiologiska och psykologiska effekterna av stress. Dessa övningar främjar muskelavslappning, mentalt lugn och allmänt välbefinnande. Att införliva sådana rörelser i din dagliga rutin kan avsevärt minska stress och förbättra den känslomässiga stabiliteten.

*Nyckelprinciper för stressreducerande rörelser*

1. Mindfulness och närvaro: Stressreducerande rörelser är mest effektiva när de utövas med mindfulness. Att vara närvarande och uppmärksam på din kropps förnimmelser hjälper till att fördjupa avslappningsresponsen och förbättrar effektiviteten i rörelserna.

2. Andningsmedvetenhet: Genom att integrera medveten andning med rörelser kan de stressreducerande fördelarna förstärkas. Djupa, långsamma andetag hjälper till att aktivera det parasympatiska nervsystemet, främjar avslappning och minskar stressreaktionen.

3. Mjuka och kontrollerade rörelser: Stressreducerande rörelser bör vara mjuka och kontrollerade för att undvika att skapa ytterligare spänningar. Rörelserna ska vara smidiga, flytande och avsiktliga, med fokus på att lindra snarare än att anstränga.

## 1. Katt-Ko Stretch (Marjaryasana-Bitilasa na)

Syfte: Denna rörelse hjälper till att släppa spänningar i rygg och nacke, främjar ryggradens flexibilitet och uppmuntrar till medvetenhet om andningen.

<u>Så här gör du:</u>

- ❖ Börja på alla fyra med händerna direkt under axlarna och knäna under höfterna.
- ❖ Andas medan du böjer ryggen, lyfter svanskotan och huvudet mot taket (Cow Pose).
- ❖ Andas ut när du rundar ryggraden, drar hakan mot bröstet och drar naveln mot ryggraden (Cat Pose).
- ❖ Fortsätt att flöda mellan dessa två positioner i 1-2 minuter och samordna din andning med varje rörelse.

## 2. Barnets ställning (Balasana)

Syfte: Den här ställningen sträcker försiktigt ut ryggen, höfterna och låren och ger en lugnande effekt på nervsystemet.

<u>Så här gör du:</u>

- ❖ Knäböj på golvet med stortårna mot varandra och knäna isär. Luta dig tillbaka på hälarna.
- ❖ Vik dig framåt, sträck ut armarna framför dig eller vila dem vid sidorna och låt pannan vila mot mattan.
- ❖ Andas djupt och stanna i denna position i 1-3 minuter, så att din kropp kan slappna av och ditt sinne tystna.

## 3. Sittande framåtböjning (Paschimottanasana)

Syfte: Den här ställningen sträcker ut hamstrings och nedre delen av ryggen, vilket främjar avslappning och minskar spänningar.

Så här gör du:

* Sitt på golvet med benen utsträckta rakt framför dig.
* Andas in och förläng ryggraden, andas sedan ut och vik dig framåt och sträck dig mot fötterna eller smalbenen.
* Håll positionen i 1-2 minuter, fokusera på djup andning och släpp spänningar vid varje utandning.

## 4. Benen upp på väggen (Viparita Karani)

Syfte: Den här återställande ställningen hjälper till att minska stress och trötthet, främja cirkulationen och lindra spänningar i benen och nedre delen av ryggen.

Så här gör du:

* Sitt intill en vägg och lägg dig på rygg. Sväng upp benen mot väggen samtidigt som du håller armarna avslappnade vid sidorna.
* Justera din position så att dina höfter är nära väggen och dina ben är utsträckta uppåt.
* Stanna i den här positionen i 5-10 minuter, fokusera på djupa, jämna andetag och låt kroppen slappna av helt.

## 5. Progressiv muskelavslappning

Syfte: Denna teknik hjälper till att minska fysisk spänning och främja avslappning genom att systematiskt spänna och sedan slappna av olika muskelgrupper.

Så här gör du:

- ❖ Hitta en bekväm sittande eller liggande ställning.

- ❖ Börja med fötterna och arbeta dig upp genom kroppen, spänn varje muskelgrupp (t.ex. fötter, vader, lår, mage) i 5-10 sekunder och släpp sedan.

- ❖ Fokusera på kontrasten mellan spänning och avslappning och lägg märke till hur din kropp känns när du går igenom varje muskelgrupp.

# Andning för känslomässig kontroll

Andning är en grundläggande fysiologisk process som inte bara upprätthåller livet utan också hjälper till med känslomässig reglering. Hur vi andas kan ha stor inverkan på vårt känslomässiga tillstånd, antingen genom att öka stress och ångest eller främja lugn och balans. Genom att lära oss och öva på specifika andningstekniker kan vi bättre hantera och reglera våra känslor.

Andning för känslomässig reglering innebär att man använder avsiktliga, medvetna andningsmönster för att förändra det autonoma nervsystemet, som reglerar kroppens stressreaktion. Andningsfokuserade tekniker kan hjälpa till att minska ångest, förbättra fokus och främja avslappning och känslomässig stabilitet.

*Viktiga andningstekniker för känslomässig kontroll*

### 1. Diafragmatisk andning (bukandning)

Syfte: Diafragmatisk andning hjälper till att engagera det parasympatiska nervsystemet, vilket främjar avslappning och minskar stress.

Så här gör du:

- ❖ Sitt eller ligg ner i en bekväm ställning. Placera ena handen på bröstet och den andra på magen.

❖ Andas in djupt genom näsan och låt magen stiga när diafragman rör sig nedåt. Handen på magen ska känna höjningen, medan handen på bröstet ska vara relativt stilla.

❖ Andas ut långsamt genom munnen och låt magen falla. Sikta på en jämn och jämn utandning.

❖ Öva på detta i 5-10 minuter, med fokus på djupa, fullständiga andetag och en avslappnad mage.

## 2. Box andning (fyrkantig andning)

Syfte: Box breathing är en strukturerad andningsteknik som hjälper till att lugna sinnet, förbättra fokus och minska ångest.

Så här gör du:

❖ Sitt eller stå bekvämt med rak rygg.

❖ Andas in djupt genom näsan och räkna till fyra.

❖ Håll andan och räkna till fyra.

❖ Andas ut långsamt genom munnen och räkna till fyra.

❖ Pausa och håll andan för att räkna till fyra.

❖ Upprepa denna cykel i 3-5 minuter och bibehåll ett jämnt, rytmiskt mönster.

## 3. 4-7-8 Andning

Syfte: Denna teknik hjälper till att främja avslappning och hantera stress genom att förlänga utandningsfasen, som utlöser det parasympatiska nervsystemet.

Så här gör du:

❖ Sitt eller ligg bekvämt.

❖ Andas in tyst genom näsan och räkna till fyra.

❖ Håll andan och räkna till sju.

❖ Andas ut helt och hörbart genom munnen och räkna till åtta.

❖ Slutför denna cykel i 4-6 omgångar, med fokus på den förlängda utandningen för att fördjupa avslappningen.

## 4. Alternativ näsandning (Nadi Shodhana)

Syfte: Andning med alternativa näsborrar balanserar nervsystemet, lugnar sinnet och främjar en känsla av harmoni och fokus.

Så här gör du:

❖ Sitt bekvämt med rak ryggrad och avslappnade axlar.

❖ Använd höger tumme och stäng av höger näsborre.

❖ Andas in djupt och långsamt genom vänster näsborre.

❖ Stäng vänster näsborre med höger ringfinger och släpp höger näsborre.

❖ Andas ut långsamt genom höger näsborre.

❖ Andas in genom höger näsborre och stäng den sedan med tummen.

❖ Släpp vänster näsborre och andas ut genom vänster sida.

❖ Fortsätt denna cykel i 5-10 minuter och bibehåll en stadig och balanserad rytm.

## 5. Lejonets andedräkt (Simhasana)

Syfte: Lejonets andedräkt hjälper till att släppa uppdämda spänningar, minska stress och förbättra den känslomässiga klarheten.

Så här gör du:

❖ Sitt bekvämt med knäna i kors eller benen utsträckta framför dig.

❖ Placera händerna på knäna eller låren, med fingrarna brett isär.

❖ Andas in djupt genom näsan och öppna sedan munnen på vid gavel.

❖ Räck ut tungan och andas ut kraftigt samtidigt som du gör ett "ha"-ljud.

❖ Betona andfåddhet och spänningar i ansiktet.

❖ Upprepa i 5-7 andetag, med fokus på känslan av befrielse och avslappning.

## *Införliva andningstekniker i det dagliga livet*

- Skapa en rutin: Integrera dessa andningsövningar i din dagliga rutin. Du kan börja dagen med några minuters diafragmatisk andning eller använda boxandning under stressiga situationer.

- Använd andningstekniker vid behov: När du upplever ökade känslor eller stress, pausa för att öva på en av dessa tekniker. Detta kan hjälpa dig att centrera dig själv och hantera din känslomässiga reaktion mer effektivt.

- Kombinera med andra metoder: Förbättra fördelarna med andningstekniker genom att kombinera dem med andra stresshanteringsmetoder, t.ex. mindfulnessmeditation, yoga eller progressiv muskelavslappning.

- Öva regelbundet: Andningsteknikernas effektivitet förbättras med regelbunden träning. Avsätt tid varje dag för att öva på dessa tekniker och lägg märke till hur din känslomässiga motståndskraft och ditt allmänna välbefinnande förbättras med tiden.

- Anpassa dig efter dina behov: Olika tekniker kan fungera bättre för olika situationer. Experimentera med olika metoder för att hitta det som passar dig bäst och din livsstil.

# KAPITEL 5: SMÄRT- OCH ÅNGESTLINDRING

## Rikta in dig på specifika smärtpunkter

Det är vanligt att känna sig överväldigad när det kommer till smärtlindring, särskilt om obehaget har varit en kronisk kamp. Smärta kan påverka din livskvalitet negativt, oavsett källa, dålig hållning, pågående stress eller en olycka. Men tänk om du naturligt kunde lindra de besvärande smärtpunkterna? Somatiska övningar kan hjälpa till med detta. För en nybörjare kan det vara omvälvande att identifiera och lösa faktiska smärtpunkter.

Låt oss dissekera det på ett tydligt och begripligt sätt. Till att börja med ska du komma ihåg att smärta är kroppens metod för att uppmärksamma dig på något som behöver din uppmärksamhet. Somatiska övningar syftar till att ta itu med denna önskan genom att justera kroppen och försiktigt återställa neurala systemet. Dessa rörelser handlar inte om att pressa sig igenom smärtan, utan snarare om att ställa in sig på den. Du kommer att lära dig att lyssna på din kropp och i sin tur lindra de spänningar som byggs upp i specifika områden.

*Så här kan nybörjare börja träna somatiska övningar för att rikta in sig på sina mest frekventa smärtpunkter:*

1. Smärtlindring i nacke och axlarMånga av oss har spänningar i axlar och nackar, vilket orsakar stelhet och smärta. Denna stress kan tyckas vara en oändlig vikt, oavsett om den kommer från dålig hållning, användning av elektronik eller arbete vid ett skrivbord. Hemligheten för nybörjare är att släppa ackumuleringen på dessa platser med långsamma, avsiktliga rörelser.

*Prova den här enkla somatiska övningen:*

➢ Om det hjälper dig att koncentrera dig, börja med att sitta bekvämt och blunda.

➤ Känn hur musklerna i axlarna sträcks ut och slappnar av när du långsamt rullar dem bakåt.

➤ Andas naturligt medan du rör dig, var uppmärksam på hur dina muskler känns.

➤ Efter några omgångar vänder du på rörelsen och rullar axlarna framåt.

Målet är inte att tvinga fram rörelsen utan att göra dig medveten om hur din nacke och axlar känns. När du blir mer medveten kommer du naturligt att börja släppa på spänningar.


2. Smärta i nedre delen av ryggenEn annan typisk plats där obehag ackumuleras är nedre delen av ryggen, som ibland orsakas av långvarigt sittande eller dålig lyftteknik. För nybörjare är det viktigt att koncentrera sig på milda övningar som ökar lättheten och flexibiliteten på detta område.

***En bra startrörelse för att avlasta nedre delen av ryggen:***

➤ Med fötterna platt på marken och böjda knän ligger du platt på rygg.

➤ Andas in djupt och tryck sedan mjukt ner nedre delen av ryggen i golvet när du andas ut. Med varje andetag ut, släpp taget och låt ryggraden slappna av.

➤ Låt nedre delen av ryggen naturligt böja sig bort från golvet vid den efterföljande inandningen, men bara så långt som det är bekvämt.

➤ Upprepa försiktigt denna åtgärd i flera andetag och var uppmärksam på hur nedre delen av ryggen reagerar.

Denna rörelse hjälper till att justera ryggraden och ger balans till muskler som ofta är spända efter långvarigt sittande eller stående.


3. Höft- och bäckensmärtaDina bäckenabnormiteter eller spända muskler kan vara orsaken till din höftsmärta. De som sitter under längre perioder är särskilt benägna

att drabbas av detta obehag. Somatiska övningar som försiktigt mobiliserar höftlederna och släpper spänningar i de omgivande musklerna är fördelaktiga för nybörjare.

*Så här riktar du in dig på höftsmärta:*

> Ta tag i baksidan av benet för att få stöd, lyft ett knä mot bröstet medan du ligger på rygg.

> Känn rörelsen och rotationen av din höftled när du långsamt snurrar knäet i en enda riktning.

> Efter några varv byter du riktning och arbetar på motsatt ben.

> Var uppmärksam på hur dina höfter och bäcken känns när du rör dig och håll dina rörelser lätta och kontrollerade.

Denna rörelse är enkel men effektiv och hjälper till att släppa spänningar i höfterna och nedre delen av ryggen.

4. ÅngestinduceradspänningÅngest påverkar mer än bara intellektet; Det orsakar också fysisk belastning i kroppen. Många nybörjare blir chockade när de hör att deras ångest kan orsaka dem smärta, särskilt i bröstet och magen. Somatiska övningar hjälper dig att släppa denna spänning genom att använda avsiktliga rörelser för att lugna ditt nervsystem.

*En grundande övning för att lindra ångestrelaterade spänningar:*

> Lägg dig på rygg och lägg händerna mjukt på magen för att börja.

> Blunda och var uppmärksam på din andning. Känn hur magen reser sig vid varje inandning och sjunker ner vid varje andetag.

> Föreställ dig att spänningen i din kropp försvinner med varje utandning och släpper alla knutar i buken eller bröstet.

> Fortsätt att göra den här övningen i flera minuter samtidigt som du är uppmärksam på hur varje andetag får din kropp att kännas.

Med dessa lätta att lära sig övningar kan du fokusera på faktiska smärtområden och stärka din relation till din kropp. Denna fokuserade teknik förbättrar ditt allmänna välbefinnande och lindrar fysiskt lidande. Kom ihåg att vägen till smärtlindring är individualiserad och progressiv. Du kommer så småningom att uppleva en högre nivå av avslappning och komfort om du är uppmärksam på din kropp och rör dig med fokus.

# Att släppa ångest genom mjuka rörelser

Din kropp och ditt sinne kan båda påverkas negativt av ångest, vilket kan kännas som en tung vikt. Den intensifieras ofta gradvis, vilket ger en spänd och olustig känsla som är svår att bli av med. Tack och lov finns det ett enkelt tillvägagångssätt för att lindra oro från kroppen genom milda somatiska rörelser. Dessa övningar, i motsats till mer ansträngande, riktar sig mot nervsystemets avslappnande för att hjälpa dig att återfå din jämvikt och avslappning. Denna metod är idealisk för nybörjare eftersom den är mild, intuitiv och inte kräver några specialiserade verktyg eller högt utvecklade förmågor. Därför, hur kan rörlighet hjälpa till att lindra ångest? Din kropps naturliga reaktion på stress, kamp- eller flyktresponsen, utlöses av ångest. Även om denna reaktion kan vara till hjälp under farliga omständigheter, gör det din kropp hypervaksam att vara orolig hela tiden. Din andning blir ytlig, dina muskler spänns och ditt sinne förblir rastlöst. Genom att bryta denna cykel hjälper mjuka rörelser ditt nervsystem att övergå från ett reaktivt till ett säkert och avslappnat tillstånd.

*Kraften i andningsansluten rörelse*

Att koppla din rörelse till din andning är en av de bästa metoderna för att släppa ångest. Att andas snabbt och ytligt är ett vanligt symptom på ångest, vilket förvärrar spända och panikartade känslor. Du kan kontrollera din andning och stressa ner samtidigt genom att genomföra andningsfokuserade rörelser.

### 1. Långsamma, rytmiska rörelser för att lugna sinnet

Allt verkar hända snabbare när du är orolig: ditt hjärta rusar, ditt sinne rusar och du blir rastlös. Genom att indikera för hjärnan att allt är bra kan kroppen uppmuntra sinnet att följa efter genom att sakta ner sina rörelser.

### 2. Jorda kroppen genom skonsam sträckning

Det är vanligt att ångest får dig att känna dig frikopplad från din kropp. En utmärkt teknik för att jorda dig själv och återföra ditt fokus till här och nu är att försiktigt sträcka på dig. Det parasympatiska nervsystemet, som utlöses av sträckning, minskar kroppens kamp- eller flyktreaktion.

### 3. Medveten promenad

En annan effektiv metod för att minska ångest genom rörelse är att gå medvetet. Det innebär att du går långsammare, är medveten om kroppens känslor och samordnar dina rörelser med din andning. Det är en mycket lugnande teknik som är idealisk för nykomlingar som kan bli nervösa i tystnad.

### 4. Progressiv muskelavslappning (PMR)

Med hjälp av PMR-tekniken spänns flera muskelgrupper för att sedan släppas. Denna procedur hjälper dig att bli av med nervösa känslor genom att lära din kropp skillnaden mellan spänning och avslappning.

Du kan gradvis träna om din kropp för att reagera på stress på bättre sätt genom att lägga till dessa enkla rörelser i din dagliga rutin. Dessa träningspass är bra eftersom de inte tar mycket tid eller kräver några förkunskaper. När du blir mer tillfreds kan du gradvis öka från en blygsam utgångspunkt samtidigt som du är uppmärksam på hur din kropp känns.

Du kan skapa utrymme för lugn och ro genom att släppa ångest från din kropp och dina tankar genom medveten handling.

# KAPITEL 6: UTVECKLA EN DAGLIG SOMATISK RUTIN INOM 14 DAGAR

## 10 minuters morgonrutin

Att etablera en regelbunden somatisk praktik kan verka som ett stort åtagande, men vad skulle hända om det bara tog tio minuter varje morgon och kväll? Du kan skapa en enkel, produktiv vana som hjälper dig att koppla av på natten och sätta tonen för resten av dagen på bara 14 dagar. Att få din kropp att må bra är huvudmålet med denna metod, som undviker att överanstränga dig med svåra eller långvariga aktiviteter. Med lite uppmärksamhet kommer du att bli förvånad över hur mycket du kan åstadkomma på så kort tid. Konsekvens, inte perfektion, är nyckeln.

Låt oss undersöka hur du skapar dessa rutiner och vilka fördelar de kan erbjuda för din fysiska och mentala hälsa.

### Den 10 minuter långa morgonrutinen

Du har chansen att försiktigt väcka din kropp på morgonen och etablera en positiv syn på dagen. Du kan vitalisera dina muskler, lugna ditt sinne och ta bort eventuell stelhet från sömnen genom att bara inkludera 10 minuters somatiska övningar.

**Så här strukturerar du din morgonrutin:**

- Jordning och andningsmedvetenhet (2 minuter)

Ta en bekväm plats eller ställ dig upp först. Håll om magen med ena handen och bröstet med den andra. Andas långsamt och djupt, låt magen stiga och sjunka med varje andetag in och ut. Denna enkla övning hjälper dig att mentalt förbereda dig för nästa dag genom att väcka din kropp och ditt sinne.

- Nack- och axelrullningar (2 minuter)

Många av oss har ont i axlar och nacke när vi vaknar. Luta huvudet långsamt från sida till sida efter att försiktigt rulla axlarna framåt och bakåt. Känn av spänningen, släpp och sträck ut. Håll din uppmärksamhet på alla områden som verkar särskilt strama när du uppmärksammar känslorna.

- Mjuka ryggradsvridningar (3 minuter)

Oavsett om du står eller sitter med benen i kors vrider du långsamt ryggraden åt ena sidan och håller den där i några andetag innan du går över till den andra. Dessa milda vridningar främjar flexibilitet och hjälper till att väcka din ryggrad. Överväg att släppa all stress i sidorna eller nedre delen av ryggen när du vrider dig.

- Ben- och höftsträckningar (3 minuter)

Sträck ut höfterna och benen lite i slutet av din rutin. Det kan vara så enkelt som att vika sig framåt från en stående position, sträcka ut hamstringen eller föra upp ett ben mot bröstet när du sitter. Denna övning hjälper din underkropp att hålla balansen och ökar blodflödet.

## Den 10 minuter långa kvällsrutinen

Målet med kvällen är att slappna av och släppa all stress som har byggts upp under dagen. Du kan lugna din kropp och själ innan du lägger dig med en 10-minuters nattlig rutin som kan hjälpa dig att gå från en hektisk dag till en vilsam natt.

**Så här strukturerar du din kvällsrutin:**

- Helkroppsskanning och avslappning (2 minuter)

Ligg ner eller sätt dig bekvämt. Blunda och andas in djupt så många gånger. Undersök din kropp långsamt och arbeta dig upp till huvudet från fötterna. Identifiera eventuella spända punkter och släpp dem medvetet. Nu är det dags att komma i kontakt med din kropps sista känslor för dagen.

- Progressiv muskelavslappning (3 minuter)

Börja med att dra ihop och slappna av i olika muskelgrupper. Ta ett par steg framåt, sätt ner fötterna och släpp sedan taget. Fortsätt upp genom armar, ben, mage, bröst och ansikte. Denna övning hjälper din kropp att bli mer utvilad och släpper fysiska spänningar.

- Sträckning av höfter och nedre delen av ryggen (3 minuter)

Många slutar med spända höfter och nedre delen av ryggen i slutet av dagen. Placera ett knä mjukt upp mot bröstet när du ligger på rygg och håll det där några andetag. Fortsätt med motsatt ben. Denna stretch ökar rörelseomfånget och lindrar spänningar i nedre delen av ryggen.

- Medveten andning och att släppa taget (2 minuter)

Andas djupt och medvetet när du avslutar rutinen. Andas in gradvis genom näsan och sedan ut genom munnen. Koncentrera dig på att släppa spänningen i din kropp och ditt sinne som har byggts upp under dagen medan du andas. Innan du går och lägger dig, släpp alla bekymmer och oavslutade affärer.

## Att komma i form på bara 14 dagar

Dessa snabba, koncentrerade övningar kan avsevärt förbättra ditt fysiska och känslomässiga välbefinnande om du implementerar dem i din vardag under en period av 14 dagar. Så här underhåller du det här beteendet:

- **Avsätt tid**

Sätt ett regelbundet schema för dina nattliga och morgonritualer. Välj helt enkelt en tidsram som fungerar för dig; Det behöver inte vara strikt. Du kan stiga upp på morgonen eller gå och lägga dig strax före kvällen.

- **Börja i liten skala**

Stressa inte över att vara felfri i varje steg. Det viktiga är att bara dyka upp och göra sitt bästa varje dag. Rörelserna kommer att bli allt mer intuitiva med tiden, och du kommer att känna dig mer som en del av processen.

- **Var uppmärksam**

Fokusera på hur din kropp känns under varje rörelse. Istället för att rusa igenom övningarna, ge dig själv tillåtelse att sakta ner. Denna mindfulness är det som gör somatiska övningar så kraftfulla, eftersom det gör att du verkligen kan uppleva effekterna på din kropp.

- **Följ dina framsteg**

Överväg att föra en liten dagbok där du noterar hur du känner dig efter varje rutin. Detta kommer inte bara att hålla dig motiverad utan kommer också att hjälpa dig att se hur dessa 10-minutersövningar påverkar ditt allmänna välbefinnande positivt.

## Avkoppling i slutet av dagen

Det är viktigt att låta din kropp och ditt sinne verkligen varva ner när dagen går mot sitt slut. En bra avslappningsteknik i slutet av dagen hjälper dig att dekomprimera, släppa spänningar och göra dig redo för en god natts sömn. För nybörjare behöver det inte vara svårt eller tidskrävande att skapa en snabb och enkel somatisk övning som främjar djup avslappning. Faktum är att du kan varva ner efter en hektisk dag genom att ägna några minuter åt medveten, eftertänksam andning och mild rörelse.

Din kropp bygger upp spänningar från fysisk ansträngning, stress och känslomässiga svårigheter under dagen. Denna spänning kan ackumuleras utan lämplig avslappning, vilket kan försämra ditt allmänna välbefinnande och kvaliteten på din sömn. Att etablera en fokuserad kvällsrutin underlättar övergången av ditt nervsystem från ett vaket till ett avslappnat tillstånd, vilket främjar återhämtande sömn.

Du kan tala om för din kropp när det är dags att slappna av genom att koncentrera dig på långsam, avsiktlig andning och rörelse, vilket öppnar dörren till djup avslappning. För nybörjare är det viktigare att hitta rörelser som hjälper till att släppa spänningar än att göra ansträngande sträckningar eller träningspass.

## Hur man skapar en avslappningsrutin i slutet av dagen

Här är en steg-för-steg-guide för att utveckla en effektiv avslappningsövning i slutet av dagen som kan slutföras på bara 10-15 minuter. Denna rutin är utformad för att slappna av i kroppen, lugna sinnet och förbereda dig för en vilsam natt.

### 1. Ställ in stämningen (1-2 minuter)

Börja med att skapa en lugn atmosfär. Sänk ljusstyrkan, sätt på lite avkopplande musik och hitta en mysig plats där du inte kommer att bli störd. För att göra din kropp och ditt sinne redo för avkoppling är det viktigt att sätta stämningen. Dessutom kan du lägga till lugnande dofter som kamomill eller lavendel.

### 2. Jordning och centrering (2 minuter)

Hitta först en bekväm ställning för att sitta eller ligga ner bekvämt. Blunda och andas in djupt många gånger. Var uppmärksam på hur du känner dig ansluten till jorden, oavsett om det är din säng eller golvet. Låt din kropp bli tung när du känner stödet under den. Det är dags för dig att flytta från den yttre världen till ditt eget utrymme.

Håll ett vakande öga på din andning och visualisera att du släpper dagens händelser vid varje utandning. Allt som fortfarande kan finnas i dina tankar, släpp taget.

### 3. Släpp spänningar med mjuka sträckningar (4-5 minuter)

För att släppa fysiska spänningar kan du fokusera på mjuka sträckningar som riktar sig mot områden som vanligtvis påverkas av daglig stress, t.ex. nacke, axlar och nedre delen av ryggen.

- Sträckning av nacken:

Sträck ut sidan av halsen genom att försiktigt luta huvudet åt sidan. Efter att ha hållit några andetag, byt sida. Detta avlastar nacken efter långa perioder av sittande eller arbete.

- Axeln rullar:

Rulla hänsynsfullt och långsamt axlarna i cirklar. Rulla dem framåt några gånger och rulla dem sedan bakåt genom att gå i den andra riktningen. Vid varje rörelse känner du hur musklerna i övre delen av ryggen och nacken slappnar av.

- Spinal vridning:

Ta några djupa andetag och rotera långsamt ryggraden åt ena sidan medan du sitter eller ligger ner. Släpp sedan sträckningen och upprepa på andra sidan. Denna enkla vridning är idealisk för att varva ner efter en krävande dag eftersom den lindrar stress i nedre delen av ryggen och ryggraden.

- Sträckning av benen:

Känn spänningen i vaderna och låren när du sträcker ut benen och pekar och böjer foten. Alternativt kan du höja ett knä mot bröstet och hålla det där i några andetag innan du sänker det igen. Detta hjälper till att släppa spänningar som byggs upp i ben och höfter efter långvarigt sittande.

## 4. Medveten andning och kroppsskanning (3 minuter)

Lägg dig ner eller sitt bekvämt och blunda. Börja med att fokusera på din andning. Andas in djupt genom näsan, fyll lungorna helt och andas sedan ut långsamt genom munnen. När du andas, för med dig din medvetenhet till varje del av din kropp, börja från tårna och gå upp till toppen av huvudet.

- När du mentalt skannar varje område, lägg märke till om det finns någon spänning eller täthet.
- Med varje utandning kan du föreställa dig att spänningen smälter bort och gör dina muskler avslappnade och lugna.
- Denna medvetna andning och kroppsskanning hjälper till att lugna både ditt sinne och din kropp, vilket gör att du kan släppa dagens stress och förbereda dig för sömn.

## 5. Progressiv muskelavslappning (3 minuter)

Progressiv muskelavslappning, eller PMR, är en effektiv metod för att lindra kronisk stress. Börja med att spänna en viss muskelgrupp, till exempel dina händer eller fötter, håll den en liten stund och släpp sedan taget när du andas ut. Spänn och släpp varje muskelgrupp när du rör dig från fötterna till huvudet. Genom att lära din kropp att skilja mellan spänning och avslappning kommer denna övning att förbättra din förmåga att stressa ner.

## 6. Avsluta med tacksamhet (1 minut)

Ta dig tid att tänka tillbaka på allt du var tacksam för under dagen medan du slutför din rutin. Var tacksam för möjligheten att ändra ditt perspektiv från ett av spänning till ett av uppskattning, särskilt innan du går och lägger dig. Det kan vara något så enkelt som att ha en trevlig pratstund, hitta lite lugn och ro eller till och med bara komma ihåg att ta hand om dig själv.

# SLUTSATS

Du har lärt dig nya metoder för att få kontakt med din kropp och effektiviteten av somatiska övningar för att lindra smärta, stress och ångest på bara 14 dagar. Du har nu de färdigheter som krävs för att vara uppmärksam på din kropp, släppa stress och utveckla en djupare känsla av lugn tack vare dessa mjuka rörelser. Kom ihåg att detta är en kontinuerlig resa. Varje övning bygger på den före den och hjälper dig att bli mer medveten om dina behov och självsäker i din förmåga till inre läkning. Fortsätt att andas, röra på dig och återupprätta din kontakt med dig själv. Ditt sinne och din kropp kommer att uppskatta det.

www.ingramcontent.com/pod-product-compliance
Lightning Source LLC
Chambersburg PA
CBHW080051270726
48653CB00045B/3903